AF619863

LE LUPUS

ET

SON TRAITEMENT

PAR

V. LÉON SIMON

Médecin à l'hôpital Hahnemann,
Secrétaire-général de la Société française d'Homœopathie.

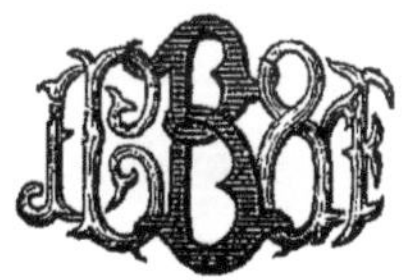

PARIS
LIBRAIRIE J.-B. BAILLIÈRE ET FILS
19, RUE HAUTEFEUILLE, 19

1892

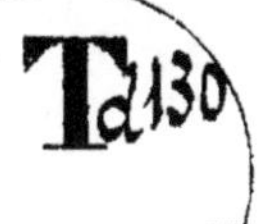

OUVRAGES DU MÊME AUTEUR

Considérations sur les plaies par armes à feu (Thèse inaugurale), 1871.

Hahnemann, sa vie et ses œuvres (mémoire couronné par la Société hahnemannienne de Madrid), 1872.

Guide du médecin homœopathe au lit du malade, par Hirschel (traduction de la 8e édition allemande), 1874.

Traité de matière médicale homœopathique, par S. Hahnemann (traduit de l'allemand par les Drs Léon Simon père et fils), 4 vol. in-8, 1877-1891.

Instructions sommaires sur le traitement homœopathique des maladies propres à l'Afrique intertropicale, 1885.

Collaboration à l'*Hahnemannisme* (1867-1878), la *Bibliothèque homœopathique* (1881-1889), la *Revue homœopathique française.*

LE LUPUS

ET

SON TRAITEMENT

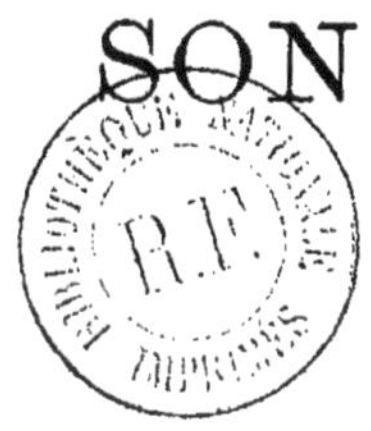

PAR

V. LÉON SIMON

Médecin à l'hôpital Hahnemann,
Secrétaire-général de la Société française d'Homœopathie.

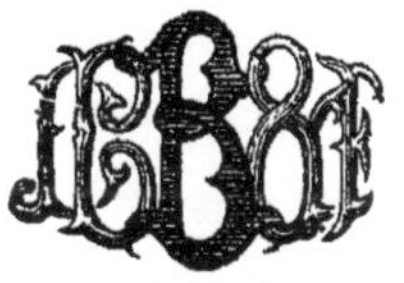

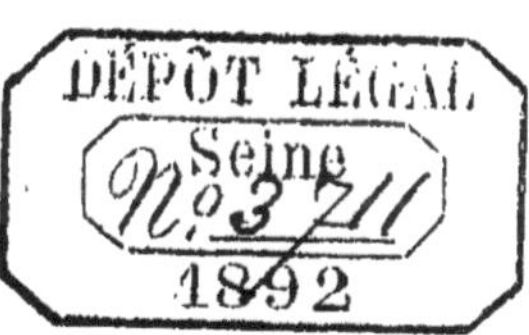

PARIS
LIBRAIRIE J.-B. BAILLIÈRE ET FILS
19, RUE HAUTEFEUILLE, 19

1892

AVANT-PROPOS

Désirant que cette étude soit utile à tous, à ceux qui n'ont pas la moindre notion de l'homœopathie aussi bien qu'à ceux qui professent cette doctrine, nous avons résumé dans les aphorismes suivants les principes sans lesquels il est impossible de la mettre convenablement en pratique.

1° Le moyen le plus prompt et le plus sûr de guérir un état morbide consiste à prescrire le médicament qui a la propriété de faire naître chez l'homme sain un ensemble de symptômes semblable à l'ensemble des symptômes observés chez le malade en traitement.

De cette loi, connue de tous sous le nom de *loi des semblables*, se dégagent deux corollaires : le premier, qu'il ne faut pas employer de médicament qui n'ait été préalablement expérimenté sur l'homme sain (nous disons sur l'*homme* et non sur les animaux) ; le second, qu'il ne faut pas se contenter de diagnostiquer la maladie, mais qu'il faut tenir compte soigneusement de tous les symptômes objectifs, subjectifs et anamnestiques du malade.

2° Le médicament choisi doit être donné chimiquement pur et sous la forme la plus facile à absorber. On obtient ce résultat par le procédé de dilution et de trituration inventé par Hahnemann. Non seulement ce procédé rend les médicaments plus faciles à absorber, mais il exalte leurs vertus médicinales, car plusieurs corps inertes à l'état naturel deviennent très actifs quand on les a dilués ou triturés.

3° La dose du médicament doit être juste assez forte pour produire l'effet curatif qu'on en attend et il ne faut pas en donner un atome de plus. L'échelle posologique est extrêmement vaste et s'étend depuis l'état naturel du remède jusq'à la 30° dilution et au-delà.

On croit communément que l'homœopathie consiste essentiellement dans l'emploi exclusif des doses infinitésimales ; c'est une erreur. Les gens qui se paient de mots et qui se laissent prendre aux apparences ont donné à nos doses le nom de doses homœopathiques ; ce qui est un non sens, car il n'y a aucun rapport possible entre le substantif et l'épithète qu'on lui applique. Depuis que la lymphe de Koch a causé des décès à des doses correspondant à notre 3° dilution centésimale ; depuis que tous les médecins de la terre emploient journellement la nitroglycérine et le sublimé à des doses nos moins infinitésimales, personne n'a le droit de repousser notre posologie et encore moins de s'en moquer.

4° Il ne faut jamais donner qu'un médicament à la fois. Cela ne veut pas dire que nous repoussions les drogues composées. En effet nous employons les eaux minérales, qui sont des types de médicaments complexes, mais on ne doit pas les prescrire au malade avant de les avoir essayées sur l'homme sain comme on aurait fait d'une drogue simple.

5° L'homœopathie, aussi bien que la raison, condamne l'emploi des succédanés. Ainsi de ce que le mercure est un des médicaments les plus efficaces contre la syphilis il ne s'ensuit pas qu'on puisse donner indifféremment à tout syphilitique le bichlorure, le biiodure, le protoiodure ou l'oxyde de ce métal. Ces trois sels ont beau avoir un élément commun, leur action sur l'organisme n'est pas identique et si l'on trouve chez un malade les indications du bichlorure, par exemple, on devra nécessairement en conclure que les autres sels ne sont pas indiqués chez ce même malade.

6° Il faut avoir soin d'écarter toutes les influences qui

peuvent diminuer ou annihiler les agents thérapeutiques. Ainsi les émanations du camphre ne doivent jamais être tolérées à aucun prix, celui-ci étant l'antidote de presque tous les médicaments. Il faut interdire le café, le thé, quelquefois aussi le tabac, qui sont eux-mêmes des médicaments actifs, à moins que le malade n'en ait toujours usé quotidiennement ; en pareil cas l'habitude lui a fait une seconde nature. Pour les mêmes raisons on doit renoncer aux acides, aux salaisons, aux fortes épices pendant qu'on est en traitement ; enfin les substances fortement odorantes, comme le musc, le goudron et l'acide phénique, doivent être soigneusement écartées.

7° Hahnemann, qui a exercé la médecine pendant tout le dernier quart du XVIIIe siècle, formulait en latin comme ses contemporains. Ses disciples ont conservé l'habitude, excellente à notre avis, de désigner les médicaments par leur nom latin. C'est là une pure question de forme à laquelle nous n'attachons qu'une mince importance mais, pour éviter tout malentendu, nous allons traduire les noms sur lesquels il pourrait exister quelque équivoque.

Sur les 34 médicaments dont il est question dans cette étude, 12 sont des végétaux désignés par leur nom botanique. On ne peut hésiter que sur un seul : *china*, qui désigne l'écorce du *cinchona calisaya* ou quinquina jaune.

2 sont des produits animaux : *apis* ou venin de l'abeille ; *sepia* ou encre de seiche.

Les 20 autres sont des minéraux auxquels nous avons conservé leurs vieux noms officinaux : ainsi *hepar sulfuris* est le foie de soufre calcaire ; *calcarea carbonica* le carbonate de chaux ; *corrosivus* le sublimé corrosif. Il reste seulement 3 corps dont nous devons préciser la composition chimique :

Arsenicum iodatum est l'iodure d'arsenic.

Causticum est une solution de potasse caustique obtenue par la distillation d'une solution de bisulfate de potasse additionnée de chaux.

Mercurius solubilis (mercure soluble d'Hahnemann) est un oxyde obtenu en précipitant par l'ammoniaque une solution de nitrate de mercure.

LE LUPUS

ET

SON TRAITEMENT

CHAPITRE PREMIER

PATHOLOGIE

§ 1er. — *Définition, marche et terminaisons.*

Le lupus est une affection chronique de la peau, caractérisée par la présence de taches d'un rouge brun, sur lesquelles se développent d'abord des squames plus ou moins épaisses, puis des nodosités ou tubercules qui finissent par se ramollir, s'ulcérer et laisser des cicatrices difformes, entourées d'une ceinture de lésions plus récentes.

Il résulte de ce qui précède qu'abandonné à lui-même le lupus suit une marche envahissante, puisqu'il s'étend à la périphérie à mesure qu'il se cicatrise au centre. Mais un de ses caractères distinctifs est la lenteur de son évolution, de sorte qu'il peut, pendant nombre d'années, rester confiné dans un espace très restreint. Malheureusement une de ses formes (*l. vorax*) tend à gagner en profondeur plus encore qu'en surface et peut atteindre tous les tissus à l'exception des os, ce qui entraîne des véritables mutilations.

Neumann décrit deux espèces de lupus : l. vulgaire et l. érythémateux.

Il divise le lupus vulgaire en maculeux, tuberculeux, noueux, exfoliatif, hypertrophique, exulcérant. En réalité ces nombreuses épithètes ne font que représenter les diverses phases de la maladie et il n'y a vraiment que deux formes, la tuberculeuse ou hypertrophique et l'exulcérante; encore arrive-t-il souvent que la première dégénère en la seconde et toutes deux ont commencé par l'état maculeux et l'état exfoliatif. Pour ma part, me plaçant à un point de vue un peu différent, je ne connais que deux formes : *forme bénigne*, dans laquelle la maladie, ne parcourant pas toutes les phases de son évolution, reste maculeuse, exfoliative ou tuberculeuse; *forme maligne* ou *destructive*, dans laquelle le processus ulcératif aboutit à des pertes de substance plus ou moins étendues; celle-ci répond à ce qu'on a désigné jusqu'à nos jours sous les noms expressifs de *dartre rongeante*, *scrofulide maligne*, *lupus vorax* ou *exedens*.

Le lupus érythémateux a été divisé par Brocq en *érythème centrifuge symétrique* et *lupus érythémateux fixe*, ce dernier pourrait bien n'être que le premier stade ou une forme abortive du lupus vulgaire. Cependant les auteurs anglais et un auteur allemand, Volkmann, le considèrent comme une affection toute différente. Pour eux c'est une maladie des glandes sébacées, avec prolifération cellulaire et infiltration du tissu qui les environne; il en résulterait une hyperplasie et une hypersécrétion, de sorte que les croûtes qui recouvrent les lésions ne seraient autre chose que de la matière sébacée, sécrétée en excès et concrétée. Aussi Volkmann propose de remplacer le nom de lupus érythémateux par celui de *lupus seborrhagicus.* Lilienthal, dans son excellent traité (1), se range à cet avis, qui nous paraît tout à fait justifié.

Quant à l'érythème centrifuge, nous croyons que sous la plupart de ses formes il doit être séparé du lupus. Ainsi la variété érythémateuse pure du Dr Brocq, caractérisée par de simples rougeurs congestives à bords circinés assez nets, le plus souvent symétriques, avec peu ou point de desquamation, rétrocédant et récidivant avec la plus grande rapidité sans laisser aucune cicatrice, doit être rangée dans les érythèmes et non dans les lupus, ceux-ci laissant toujours des cicatrices.

J'en dirai autant de la variété couperosique, qui « simule au début la couperose à tel point qu'il est impossible de saisir le moment précis où la couperose cesse et où l'érythème centrifuge commence (2) ». Il s'agit là soit d'une forme d'acné variqueuse, ou couperose, soit de la période initiale du lupus érythémateux fixe. De deux choses l'une, ou celui-ci est une affection grave des glandes sébacées, c'est-à-dire une acné; ou bien il est une forme abortive de lupus vulgaire. Il est probable que sous la dénomination commune de lupus érythémateux on a réuni des cas apparte-

(1) *A treatise on diseases of the skin*, p. 134 et suiv.

(2) Dr Brocq, *Traitement des maladies de la peau*, p. 512.

nant tantôt à l'une tantôt à l'autre de ces deux catégories.

Nous n'insisterons pas sur la marche, la durée et la terminaison de cette triste maladie. La marche, ainsi que nous l'avons dit, est d'une lenteur désespérante avec des exacerbations et des rémissions momentanées; la durée est toujours de plusieurs années, souvent égale à la vie entière. La guérison se produit par arrêt du processus morbide et par cicatrisation des lésions existantes; malheureusement rien ne peut effacer la trace des ravages opérés antérieurement ni combler les pertes de substance qui en ont résulté, aussi reste-t-il toujours d'horribles cicatrices, surtout lorsque la face en est le siège. On peut même observer la perte d'un œil, des doigts ou des orteils. Le lupus exedens de la face entraîne quelquefois la mort par l'étendue des destructions, qui rendent la nutrition impossible.

Une complication fréquente est la phtisie pulmonaire; est-ce, comme le professe M. Besnier, par pénétration des bacilles dans les vaisseaux lymphatiques, qui les entraînent ensuite dans les viscères? est-ce tout simplement parce que le lupus est généralement une affection scrofuleuse et que les scrofuleux sont les plus prédisposés à la tuberculose? Est-ce par une sorte de répercussion à la suite des traitements plus ou moins incendiaires auxquels les malades ne manquent pas de recourir? Les deux dernières hypothèses sont plus vraisemblables que la première.

§ 2. — *Étiologie.*

Le lupus vulgaire atteint surtout les enfants et les jeunes gens; on l'a vu débuter dès la première année de la vie. Au contraire le lupus érythémateux est une maladie de l'adulte et on ne l'observe guère avant 17 ans. Tous deux sont plus fréquents chez la femme que chez l'homme et atteignent de préférence la face et les extrémités, c'est-à-dire les parties habituellement à découvert. Le lupus vulgaire affecte spécialement les scrofuleux, il justifie donc pleinement le nom de scrofulide qui lui a été donné par les auteurs. Il n'est pas contagieux, mais il est transmissible par hérédité. Est-il inoculable d'homme à homme? Nous ne connaissons aucun fait qui le prouve et les auteurs sont assez indécis; même l'un des plus récents, le Dr Brocq, est en contradiction avec lui-même. « On « ne peut, dit-il, se défendre d'un certain étonne- « ment en présence de l'aspect si spécial de la « variété typique du lupus vulgaire, de son évolu- « tion si particulière, de la bonne santé constante « de la plupart des individus non hospitalisés qui « en sont atteints, de la *non-inoculabilité* du tissu « morbide (1). » Et aussitôt après il ajoute : « Aussi croyons-nous que tout n'est pas en- « core dit sur cette importante question et que « l'on doit rechercher si le *principe inoculé* est « toujours le même dans les formes si diverses « de tuberculose locale que nous connaissons

---

(1) *Loc. cit.*, p. 474.

« à l'heure actuelle. » Mais voici deux faits graves et qui paraissent avérés : 1° l'inoculation du lupus aux animaux fait naître chez eux la tuberculose en séries ; 2° M. le Dr Besnier a décrit un lupus vaccinal par suite de l'inoculation d'une lymphe vaccinale infectée du principe actif de la tuberculose. Ajoutons à cela qu'on a trouvé des bacilles de Koch dans les tissus malades et l'on ne s'étonnera pas que tous les médecins d'aujourd'hui considèrent le lupus comme une forme de la tuberculose, forme atténuée, disent-ils. Quant à nous, nous commençons par déclarer que le bacille joue un rôle très secondaire dans la maladie, car il y est fort rare : « On n'y « trouve pour ainsi dire pas de bacilles de Koch, « dit M. Brocq ; il faut presque toujours de nom- « breuses coupes pour en découvrir un seul (1). » Comme notre confrère, nous sommes surpris des allures si différentes du lupus et de la tuberculose ; l'un essentiellement apyrétique, à marche lente, pouvant durer toute une vie sans porter la moindre atteinte à la santé générale, à siège fixe, occupant rarement plusieurs régions, n'engorgeant pas les ganglions lympathiques, ne se généralisant jamais (2) ; l'autre déterminant toujours la fièvre, à

(1) *Loc. cit.*, p. 475.

(2) M. le Dr Hallopeau a présenté, le 9 novembre 1891, à la Société de dermatologie et de syphiligraphie un malade qu'il disait atteint de lupus érythémateux exanthématique généralisé. Mais son diagnostic a été contesté avec raison par M. le professeur Hardy. Le malade a présenté successivement des placards érythémateux, des bulles, des ecchymoses, des décolorations, des phénomènes d'asphyxie locale et des plaques ortiées ; enfin le tout a disparu en grande partie sans laisser de cicatrices. Nous croyons, comme l'éminent professeur, qu'il s'agit là d'un érythème polymorphe.

marche essentiellement envahissante, ne respectant jamais les viscères, finissant toujours par se généraliser. Par conséquent, si l'on admet que le lupus est de nature tuberculeuse, il faut admettre deux formes de tuberculose, non pas une forme maligne et une forme atténuée, car le lupus est loin d'être une affection bénigne, mais une forme apyrétique à siège fixe et une forme pyrétique à localisations multiples.

Enfin voici une dernière objection : s'il est vrai que la tuberculose complique souvent le lupus, il n'y a pas réciprocité. Et pourtant les téguments et les muqueuses des phtisiques sont assez vulnérables. Nous voyons tous les jours ces malheureux souffrir d'ulcérations dans lesquelles pullulent les bacilles, ulcérations douloureuses, qui se multiplient rapidement, prennent toutes les formes à l'exception de celle du lupus. Pourquoi, si celui-ci est de nature bacillaire, ne se rencontre-t-il pas dans les cas où les conditions semblent être de plus favorables à son éclosion? Aussi n'y a-t-il pas, à notre avis, identité entre la tuberculose et le lupus. Celui-ci est une affection *sui generis*, n'ayant rien à voir avec les microbes, qui sont absolument inutiles à sa genèse et à son développement; car il ne suffit pas de trouver des microbes chez un malade pour être autorisé à conclure qu'ils sont la cause de sa maladie, ils peuvent aussi bien en être l'effet. Tout ce que nous pouvons accorder c'est que l'existence du lupus rend l'organisme plus vulnérable, plus apte à leur prolifération. Enfin il ne faut pas oublier la remarque suivante de Neumann : « On n'attribuera pas à

« tout lupus un fond dyscrasique, d'autant moins « que beaucoup de personnes atteintes de cette « affection ont un état général excellent et qu'à « part leur maladie cutanée on doit les considérer « comme tout à fait bien portantes (1). »

Les causes occasionnelles sont très variées et le moindre incident peut faire éclore la maladie sur un terrain prédisposé. Je connais une jeune fille chez laquelle l'éruption s'est développée sur la face à la suite de la rougeole, un jeune homme chez lequel elle s'est manifestée sur l'avant-bras consécutivement à un traumatisme. Mais on voit bien souvent le lupus apparaître sans aucune cause appréciable.

§ III. — *Diagnostic.*

Le diagnostic est souvent très difficile. Les maladies qu'on peut confondre avec le lupus vulgaire sont : dans la période maculeuse, l'érythème, peut-être (dans certaines contrées) le début de la lèpre; dans la période tuberculeuse, hypertrophique, le rupia, le léontiasis, l'éléphantiasis et l'épithélioma; dans la période exulcérante, destructive, la syphilis, la lèpre et le farcin.

Le lupus, dans toutes ses formes, diffère de l'érythème et des affections dartreuses en ce qu'il ne cause pas de prurit et laisse des cicatrices indélébiles, aussi est-ce à tort qu'on lui a donné le nom de dartre rongeante, car il ne possède pas les caractères de la dartre. Il est souvent fort dif-

(1) *Traité des maladies de la peau*, p. 421.

ficile à distinguer du rupia : les éléments du diagnostic sont l'âge et les antécédents du sujet, l'adhérence et la couleur des croûtes. Le lupus diffère du léontiasis et de l'éléphantiasis par sa marche, car il évolue beaucoup plus lentement, ne s'étend pas en surface au point d'occuper tout le visage ou tout un membre et ne s'accompagne pas de l'hypertrophie de la totalité du derme ; enfin l'éléphantiasis ne produit pas de cicatrices. Le lupus diffère de l'épithélioma en ce qu'il est indolent, sec et sans grand retentissement sur les ganglions lymphatiques ; l'épithélioma, au contraire, cause des douleurs lancinantes, sécrète un liquide ichoreux, d'une fétidité particulière, saigne facilement, se compose de nodosités dures, reposant sur une base indurée, l'induration s'étendant quelquefois très loin, et envahit les ganglions lymphatiques, qui deviennent durs et adhérents à la peau.

La lèpre n'existant plus en France, nous n'aurons guère d'occasions de la distinguer du lupus. Les éléments du diagnostic seront l'anesthésie et la disposition circulaire des lésions, la marche envahissante et assez rapidement mortelle qui existent dans la première et non dans le second. Nous croyons néanmoins que les deux affections sont extrêmement voisines et peut-être de même nature, car j'incline pour ma part à considérer la lèpre comme la forme la plus grave de la scrofule. Puisqu'il est question d'une maladie qui ne se montre plus dans nos climats, il est utile d'ajouter que certaines dermatoses exotiques, comme la lèpre des Arabes, le clou de Biskra, etc., peuvent ressembler au lupus. Nous avons traité, au printemps dernier, un jeune homme récemment libéré du service militaire et revenant précisément de Biskra, dont il avait rapporté un nez considérablement agrandi par des végétations rouges, indolentes et assez molles ; graduellement un sillon se creusa et menaça d'isoler le bout de l'organe que je craignis un jour de voir se détacher. Heureusement le processus morbide s'arrêta au bout de quelques semaines et le malade guérit sans cicatrices. Le farcin peut produire des lésions semblables à celles du lupus et l'on cite des cas dans lesquels des médecins de grande valeur s'y sont trompés. Les éléments du diagnostic sont la profession du malade, les commémoratifs (le jetage des narines caractérisant le début du farcin et n'existant pas dans le lupus), l'état des ganglions, qui ont dans le farcin un volume et une consistance caractéristiques. Enfin le lupus diffère de la syphilis en ce qu'il détruit les cartilages et respecte les os, tandis qu'elle attaque les os et respecte les cartilages. La nuance cuivrée, les bords taillés à pic des syphilides et les antécédents du malade serviront encore à nous éclairer. Néanmoins il y a des cas où le diagnostic est rendu tout à fait impossible par la coexistence des deux affections sur le même sujet. On sait que scrofule, tuberculose et syphilis vivent en très bon voisinage, qu'elles parcourent leur évolution sans se gêner mutuellement et qu'elles poussent même l'intimité jusqu'à combiner leurs manifestations au point de former ce que Ricord appelait le scrofulate de vérole. Cette combinaison rend beaucoup plus difficiles le traitement et la guérison de l'une et de l'autre.

Le lupus érythémateux diffère du lupus vulgaire par le siège et la profondeur des lésions. On l'observe presque toujours sur les pommettes, souvent au cuir chevelu et aux oreilles, exceptionnellement aux doigts. L'érythème centrifuge est symétrique et quelquefois les lésions des pommettes sont réunies l'une à l'autre par une plaque qui passe sur le nez (en forme de chauve-souris ou *vespertilio*). Le lupus érythémateux fixe est généralement unilatéral, ce qui le distingue de l'érythème centrifuge; il est plus grave et plus profond, car il détruit souvent les tissus et mutile les régions qu'il atteint (nez, oreilles, doigts). Il a presque toujours une forme circinée, avec cicatrice centrale déprimée et il repose sur des téguments infiltrés et indurés. Ses croûtes, tantôt minces, tantôt épaisses, pénètrent profondément dans le derme et couvrent une surface quadrillée, piquetée de jaune. Quelquefois cette surface devient végétante, c'est pourquoi nous croyons que le lupus érythémateux n'est qu'une forme avortée du lupus vulgaire. Il est quelquefois difficile à distinguer, dans ses formes légères, du psoriasis; le principal élément du diagnostic est le siège des lésions, car le psoriasis n'occupe qu'exceptionnellement les pommettes et le lupus érythémateux n'occupe jamais les genoux ni les coudes. Grâce à la cicatrice centrale déprimée, à l'induration de la base, à l'évolution de la maladie, aux antécédents, on pourra presque toujours distinguer le lupus érythémateux fixe des engelures, de l'herpès circiné, de la couperose, de l'acné sébacée, de l'érythème polymorphe. Cependant nous avons cité plus haut un cas dans lequel la similitude était si frappante que deux maîtres comme MM. Hardy et Besnier n'ont pu se mettre d'accord ni décider s'il s'agissait d'un érythème polymorphe ou d'un lupus érythémateux.

CHAPITRE II

THÉRAPEUTIQUE

§ 1er. — *Traitement homœopathique.*

Ce n'est certes pas chose facile de traiter un lupus avec succès; cependant on trouve dans notre littérature plusieurs exemples de guérison par l'emploi exclusif de nos médicaments. Souvent même le résultat a été très prompt, c'est-à-dire qu'il n'a pas demandé plus de dix à douze semaines, ce qu'on peut considérer comme une rapidité vertigineuse dans une pareille maladie. En effet, un des défauts contre lesquels nous devrons le plus nous mettre en garde est un trop grand empressement de voir nos malades aller mieux. Il faudra, quoi qu'il arrive, insister pendant des semaines et des mois sur le même médicament et ne jamais craindre d'en donner trop peu. C'est même dans cette maladie plus que dans toute autre qu'il est bon de suivre dans toute leur rigueur les préceptes d'Hahnemann, c'est-à-dire de ne répéter une dose que lorsqu'il est évident que son action est épuisée, de ne changer le médicament que lorsque son impuissance est bien démontrée. Que risque-t-on à ne donner qu'une dose par semaine ou par mois? L'important est de bien choisir l'agent approprié, de laisser à son action le loisir de se développer, et de ne troubler la nature médicatrice par aucune intervention intempestive.

Voici les remèdes que nous croyons devoir recommander en nous appuyant sur l'expérience clinique et sur l'accord des auteurs. Pour éviter des redites nous commencerons par ceux qui répondent à toutes les périodes et sur lesquels par conséquent on peut le plus compter ; ensuite nous indiquerons ceux qui répondent plus spécialement aux diverses phases ou formes de la maladie, enfin nous dirons quelques mots des moyens auxiliaires.

Les médicaments qui répondent à toutes les phases sont *thuja*, *sepia*, *graphites*, *hydrocotyle*, *lycopodium*. Ce sont les seuls qui produisent des taches, des tubercules cutanés et des ulcérations ; en même temps ils exercent sur l'organisme une action plus profonde que rapide et conviennent bien aux affections essentiellement chroniques et rebelles ; enfin les allures des accidents cutanés qu'ils produisent sont en complète harmonie avec celles du lupus.

Thuja présente dans sa pathogénésie toutes les lésions élémentaires des formes peu graves du lupus. Il fournit les taches : « Sur le cou, taches hépatiques avec boutons rouges, petites dartres et beaucoup de petites verrues ; une dartre d'un rouge brunâtre apparaît sur la nuque et sur la poitrine. » De plus les éruptions de thuja sont généralement entourées d'une aréole rouge plus ou moins foncée. Son pouvoir bien connu de produire des nodules, des tubercules et des végétations en fait le véritable spécifique de la forme végétante ou hypertrophique. La matière médicale ne nous donne rien de caractéristique concernant la forme ulcéreuse; pourtant, dans la riche collection de symptômes donnée par Allen, on trouve les suivants qui ne sont pas sans valeur : « *Enflure et induration de l'aile gauche du nez, avec douleur tensive. — Ulcération dans le nez, à un demi-pouce de profondeur ; il s'y trouve une croûte.* — Il y a continuellement du mal dans le nez, avec enflure de l'organe et de la lèvre supérieure.» La clinique, plus explicite que la matière médicale, a confirmé la valeur curative du médicament. M. le Dr Clarke, de Londres, disait en 1888 que, depuis trois ans, il avait guéri avec lui tous ses malades. Il le donne *intus et extra : intus* il prescrit de la 15e à la 30e dilution ; *extra* il emploie la 3e. M. le Dr Malapert du Peux, de Lille, lui doit aussi de nombreux succès. Nous avons donc le droit de placer le thuja en première ligne, d'autant plus qu'il convient très bien aux scrofuleux. Il est surtout indiqué si les lésions occupent le côté gauche, si l'état du malade est aggravé par la menstruation, par le froid ou au contraire par l'excès de chaleur et la chaleur du lit, par l'usage de viande grasse, d'oignons, d'acides, de sucreries, par le vin, la bière et le thé ; si l'on a fait abus de tabac, de soufre ou de mercure ; enfin la présence de verrues sur le corps et la déformation hippocratique des doigts, si commune chez les phtisiques et qu'on rencontre assez souvent chez les créoles de l'Amérique du Sud, constituent des signes importants en faveur du thuja.

Sepia répond peut-être mieux que le précédent à la période initiale, celle où les macules prédominent, car on sait combien il exagère et trouble la pigmentation de la peau. En un mot, les taches, les squames, tes tubercules, les végétations et les ulcères rentrent dans sa sphère d'action et il a une sorte de prédilection pour la face, particulièrement pour le nez. On peut même l'employer contre la forme la plus destructive, le lupus exedens, quoique nous possédions en pareil cas des substances plus efficaces. On lui donnera la préférence lorsque le mal sera aggravé par l'air froid et sec, la neige, les excès sexuels, la grossesse et l'allaitement, — ou lorsqu'on aura affaire à des jeunes filles ou des femmes à peau fine, ayant des taches de rousseur, des alternatives de froid et de chaleur, des accidents, soit du côté de l'utérus, soit du côté des voies respiratoires, soit du côté des intestins. *Sepia* et *thuja* nous paraissent être les spécifiques de l'esthiomène vulvaire, qui n'est autre chose que le lupus de la vulve.

Ce que nous venons de dire est confirmé, non seulement par la pathogénésie, où on lit, entre autres symptômes, les deux suivants : Petit ulcère de longue durée dans une narine. — Petite induration à la racine du nez ; mais aussi par la clinique, car Rückert cite des ulcères d'apparence cancéreuse, des ulcérations rongeantes du nez, guéris rapidement par *sepia* suivi de *calcarea carb*. ou alterné avec *causticum*.

Graphites a beaucoup de traits communs avec le précédent, et nous lui donnons la préférence lorsque les lésions occupent une autre région que la face. Sa valeur est établie à la fois par la matière médicale et la clinique. En effet, il produit les symptômes suivants : « Taches lépreuses, annulaires, cuivrées sur la face, les oreilles, les fesses, les jambes et les pieds. Taches annulaires, saillantes sur la face. — *Nodules douloureux sur la joue gauche.* — *Induration du nez, croûtes dans les narines.* — Ulcères sur les orteils. — Ulcères calleux aux pieds, provenant de bulles corrosives. — Ulcères croûteux, à pus sanguinolent, aqueux, corrosif, sentant la saumure de hareng. — Ulcères spongieux, sensibles, à sécrétion salée. —Vieux ulcères lancinants, à pus fétide.— *Vieilles cicatrices dures.* — *Amélioration d'un lupus rebelle.* » Le graphite sera encore plus nettement indiqué si le sujet est dyspeptique, enclin à la constipation, si sa peau suppure facilement, si les lésions occupent le côté gauche de la face et que celle-ci soit pointillée de pores noirs, si les ganglions s'engorgent facilement (phénomènes qu'on observe souvent chez les scrofuleux) ; enfin il convient spécialement aux femmes leucorrhéiques et sujettes aux retards dans la menstruation. Si le mal a succédé à la suppression des règles, il faudra songer d'autant plus au graphite. Il est encore utile lorsque le sujet a en même temps une affection des voies respiratoires et que celle-ci alterne en quelque sorte avec l'affection cutanée ; c'est-à-dire lorsque cette dernière empire pendant que la première s'améliore et *vice versa.*

Hydrocotyle asiatica, très vanté par les uns, rejeté par les autres, a certainement des affinités avec le lupus, mais nous le croyons inférieur aux médicaments déjà cités. Nous connaissons un cas dans lequel il a procuré une légère et courte amélioration. Voici, dans la matière médicale, les symptômes qui le recommandent le plus à notre attention : « Eruption de couleur cuivrée sur la face. — Sur l'aile droite du nez, tubercule large comme une pièce de 50 centimes, couvert d'une croûte épaisse sous laquelle il y a une matière jaunâtre, mêlée de sang; bords de l'ulcère irréguliers et livides. — Cinq autres tubercules indolents, gros comme des lentilles, près de la racine du nez, des deux côtés. »

Lycopodium produit aussi des taches, des excroissances et des ulcérations : « Eruption de couleur cuivrée sur le front. — Taches rouges, prurigineuses ou brûlantes. — Verrues larges, exsudant une humeur peu abondante. — Eruption couvrant toute la joue droite, épaisse, sèche et croûteuse, prurigineuse ; propension constante à avoir une éruption sur la joue gauche. — *Lupus récent*, ulcère superficiel chez les sujets pâles et blafards. » Si les lésions occupent le côté droit, si le malade a eu des souffrances hépatiques ou des troubles circulatoires de la veine porte, le lycopode ne sera que mieux indiqué. L'irritabilité du caractère, la surdité avec otorrhée purulente, les troubles dyspeptiques de toutes sortes sont encore des signes dont il faut tenir compte.

On lit dans la Bibliothèque homœopathique de Genève (t. VI, p. 161) une observation de Clayvaz, de Martigny, dans laquelle se trouvent tous les signes d'un commencement de lupus du nez, consécutif à une gale répercutée. Le lycopode provoqua une éruption généralisée, puis *thuja* et *graphites* amenèrent une guérison complète.

Voici maintenant les médicaments spéciaux des diverses périodes ou formes :

1° Période maculeuse : *natrum carbonicum.*

On s'étonnera sans doute de nous voir conseiller, en pareille occurrence, le carbonate de soude, que les homœopathes emploient fort peu. Nous croyons cependant devoir attirer l'attention de nos confrères sur ce corps très répandu dans la nature et constituant l'élément prédominant de beaucoup d'eaux minérales très renommées. Hahnemann nous en a laissé une pathogénésie assez riche, dans laquelle les symptômes cutanés ne sont pas en quantité négligeable ; il le recommande notamment lorsque le malade a des taches jaunes sur le front et la lèvre supérieure, la peau sèche, des verrues, des tubercules érysipélateux, des tubercules sur les cuisses. Ces indications, il faut l'avouer, sont un peu vagues et n'ont qu'une ressemblance éloignée avec le type si tranché du lupus, tandis que les effets cutanés du carbonate de soude ont une analogie frappante avec les affections dartreuses ; néanmoins on fera bien de songer à ce sel lorsqu'on observera simultanément sur la face des taches et des excroissances, surtout si le sujet est dyspeptique et de constitution délicate, car les principaux symptômes du carbonate de soude, tels que la propension à se refroidir, le froid aux pieds, la lassitude, la sueur, la trop grande laxité des ligaments articulaires, la prostration morale, la miction abondante, nocturne, les pollutions, sont les signes révélateurs d'une profonde détérioration de l'organisme.

2° Période hypertrophique, tuberculeuse : *silicea, arsenicum iodatum.*

Le premier de ces médicaments est recommandé par le Dr Franklin, professeur à l'université de Michigan, l'autre par Goullon, qui employait la 3e trituration centésimale. Tous deux conviennent à la diathèse scorfuleuse; les enfants au ventre gros, aux jambes faibles, transpirant beaucoup de la tête, réclament le premier ; le second répond davantage aux périodes avancées et aux états cachectiques, mais, à notre avis, aucun des deux ne vaut le thuja.

3° *Période exfoliative: mezereum, arsenicum, phosphorus.*

Mezereum donne surtout des éruptions ulcéreuses et croûteuses ; c'est à cause de la prédominance des squames que nous l'indiquons ici : « *Squames épaisses, lamellées,* comme dans le rupia. — Ulcère scrofuleux sur la jambe avec enflure du périoste. — *Sur la lèvre supérieure, ulcère s'étendant au nez.* » On devra songer tout particulièrement à ce médicament lorsqu'on aura affaire à un sujet entaché de syphilis ou ayant fait abus du mercure.

Arsenicum. — Ce médicament, que MM. les Drs Jousset et Hunt emploient et recommandent beaucoup, *intus et extra,* nous paraît convenir surtout à la forme squameuse. Du reste quelle affection cutanée n'est pas de son ressort ? En effet il produit des pustules, des ulcères ; sous son influence la peau se desquame par larges écailles. Il convient, dit Hering, aux personnes portant des taches hépatiques et dont la peau, sur les parties couvertes par les vêtements, a une teinte brune, terreuse et sale, comme si on ne la lavait jamais. Il faut le donner aux malades qui ont de la fièvre hectique et des signes de tuberculose. En dehors de cette circonstance il nous semble répondre davantage aux lésions cancéreuses et gangréneuses de la peau, à celles qui s'étendent en surface plus qu'en profondeur ; le lupus, au contraire, s'étend plus en profondeur qu'en surface.

Phosphorus, prescrit par Kafka à doses croissantes, a guéri un lupus exfoliant de la face. Nous croyons cependant qu'il agit plutôt sur la nécrose et sur les ulcères cancéreux que sur le lupus. S'il fait du bien dans cette dernière maladie, c'est lorsque le sujet a la santé générale profondément ébranlée et présente déjà des signes de tuberculose ou bien lorsqu'il est rachitique et a été atteint, particulièrement dans son enfance, de lésions osseuses. Il est indiqué lorsqu'il y a aggravation par le sel et le camphre, les aliments chauds, les fortes odeurs, les changements de temps ; amélioration par le frottement, les boissons et les aliments froids ; tendance aux hémorragies.

4° *Période rongeante, lupus exedens : causticum, calcarea carbonica, cistus, kali bichromicum, hydrastis, aurum muriaticum.*

Cette forme, qui est pourtant la plus grave, est celle contre laquelle la matière médicale nous fournit le plus d'indications.

Causticum produit des verrues, pédonculées ou non ; des verrues et des dermatoses chroniques ;

des ulcères avec sécrétion corrosive sur les mains, les doigts et les orteils. Il produit aussi le symptôme suivant : *portion du côté gauche et du bout du nez rongée par un ulcère couvert d'une croûte épaisse.* On le donnera de préférence aux hémorroïdaires et aux personnes hypocondriaques, portées à la tristesse et à l'anxiété, sujettes aux accès d'orthopnée avec frisson, chaleur et sueur, à la miction involontaire pendant les efforts de toux et d'éternuement.

Sa valeur a été confirmée par les résultats. Rückert le cite comme ayant guéri des ulcérations rongeantes du nez. Dans un cas il avait été alterné avec *sepia* et administré ainsi : 1 dose tous les huit ou quatorze jours ; le malade en prit 3 de *causticum* et 2 de *sepia* et fut guéri en dix semaines.

Calcarea carb. donne des verrues et des ulcères malins sur la tête, les yeux, le nez, la bouche, le cou, la vulve et les cuisses, des ulcères indolents et suppurant peu. Sous son influence des excroissances en forme de verrues derrière les oreilles s'enflamment et s'ulcèrent. Comme le graphite, le carbonate de chaux convient aux personnes dont la peau est malsaine et tend à s'ulcérer, chez lesquelles la moindre lésion suppure et se cicatrise difficilement. Ajoutons à ces traits les chairs bouffies, la tendance aux affections osseuses, le volume du ventre, l'anorexie, les règles trop fréquentes et trop abondantes, la leucorrhée, et nous aurons fait connaître les principales indications de *calcarea*. Ce sel convient particulièrement aux carriers et aux tailleurs de pierre.

Voici maintenant des faits cliniques à l'appui :

Rückert cite une fille de 8 ans, affligée depuis quatre ans d'une excroissance informe et suppurante du nez, avec rougeur inflammatoire des yeux, enflure de la lèvre supérieure et diarrhée lientérique. Après avoir été traitée allopathiquement et sans succès à l'aide du mercure et de l'iode, elle fut guérie en peu de temps par *sulfur* 60 et *calcarea* 60, à huit jours d'intervalle.

Gross a soigné une fille de 16 ans, qui avait eu la gale et se trouvait atteinte d'un ulcère d'apparence cancéreuse sur le nez. Elle prit d'abord *sulfur* et *sepia*, qui amenèrent des règles profuses. On passa ensuite à *calcarea* 30, qui, en neuf semaines, fit à peu près disparaître l'ulcère. *Aurum* acheva la guérison.

Enfin Speer a guéri en douze semaines un lupus du nez chez une femme qui avait passé l'âge de la ménopause. Il lui donnait chaque jour trois doses d'écaille d'huître triturée avec du sucre.

On peut contester le diagnostic de la première de ces trois observations. Cependant, vu l'âge de la malade et la rapidité de la guérison, nous ne pouvons pas penser qu'il s'agisse d'un épithélioma. Si ce n'était pas, comme nous le pensons, un lupus végétant, c'était à coup sûr une scrofulide maligne. Le diagnostic de la deuxième observation est également contestable ; cependant je me demande ce que peut être un ulcère d'*apparence cancéreuse* chez une fille de 16 ans, sinon un lupus. Au moins la troisième observation est bien explicite et confirme pleinement la valeur clinique du carbonate de chaux.

Cistus est certainement le médicament le plus

important du lupus nettement scrofuleux et nous sommes étonné de le voir passé sous silence par presque tous les auteurs. La matière médicale est pourtant des plus explicites à son égard, ainsi qu'on peut s'en convaincre en lisant les *Guiding symptoms* (1) d'Hering : « C'est un vieux remède « populaire en Amérique contre toutes sortes « d'affections scrofuleuses..... Il a été recommandé « contre la pourriture d'hôpital, les ulcères pha- « gédéniques, etc. » Il couvre, entre autres symptômes : « Douleur pressive à la racine du nez « avec mal de tête. — Ophtalmie scrofuleuse de « longue durée. — Inflammation et enflure du « côté gauche du nez; sensation de brûlure dans « la narine gauche. — Endolorissement du bout « du nez. — *Lupus de la face.* — *Lupus exedens* « *à la bouche et au nez.* — Ulcères scrofuleux sur « le dos. — Enflure et ulcération de la jambe « gauche, avec couleur cuivrée de la peau. » Son action sur le lupus est donc bien nette, mais il a en outre une physionomie particulière qui permet de spécialiser aisément son emploi. Il a une grande affinité pour le système glandulaire, surtout celui des glandes à vésicules closes, car il enflamme les seins, engorge et hypertrophie le corps thyroïde, les ganglions cervicaux, les glandes du pharynx (qui vont jusqu'à suppurer), les glandes intestinales (ce qui produit la diarrhée et les troubles fonctionnels de la dysenterie chronique). Enfin le trait le plus caractéristique de *cistus* est le refroidissement du sujet, refroidissement à la fois sub-

(1) T. IV, pp. 211 et suiv.

jectif et objectif, et l'aggravation de tous les symptômes par l'air froid. Pieds froids, bout des doigts sensible au froid, froid et sensation de froid à l'intérieur de la tête alors qu'on se trouve dans une chambre chaude ; sensation de froid dans le nez ; fraîcheur dans la gorge ; sensation de fraîcheur dans l'estomac après comme avant le repas; sensation de fraîcheur dans tout l'abdomen ; haleine froide ; fièvre dans laquelle le froid et la sueur prédominent beaucoup sur la chaleur; sensibilité à l'air froid et aux courants d'air; mal de gorge par la moindre aspiration d'air froid; oppression, fourmillement dans tout le corps sous l'influence de l'air frais ; voilà des preuves surabondantes du pouvoir réfrigérant du *cistus*, pouvoir qu'aucun médicament, à notre avis, ne possède à un si haut degré. Aussi faudra-t-il s'empresser de le prescrire à tout malade dont l'état répondra au tableau que nous venons d'esquisser.

Kali bichromicum convient surtout au lupus érythémateux fixe, de forme séborrhéique, et au lupus vulgaire qui occupe les muqueuses. Voici une série de symptômes qui nous éclaireront pleinement sur son action : « Lupus de forme chronique, avec douleur brûlante et prurit. — Ulcères profonds, jaunes, secs, ovales, à bords décollés, entourés d'une aréole rouge, reposant sur une base indurée, qui se détruit ; ils gagnent en profondeur et ont au centre une tache noirâtre; ils laissent une cicatrice déprimée, profonde, comme taillée à l'emporte-pièce, à bords réguliers. — Petit ulcère perforant sur la cloison du nez. — La muqueuse de la cloison est pointillée de petites ulcérations. — Ulcération de la cloison, inflammation suppurante de toute la muqueuse du nez. — *Le cartilage de la cloison est entièrement détruit et toute la muqueuse du nez est le siège d'une inflammation purulente,* cette lésion a été prise pour une lésion syphilitique. — Ulcération des sinus frontaux avec vive douleur à la racine du nez et dans les bosses frontales si l'écoulement s'arrête. — *Lupus nasal. — Apparition d'un petit tubercule sur le côté droit du nez ; il dégénéra en ulcère qui, pendant vingt ans, se déplaça lentement en se cicatrisant à une extrémité pendant qu'il s'étendait à l'autre; il a laissé un sillon irrégulier long d'un pouce et demi ;* il reste aussi des croûtes sur le nez et des cicatrices qui indiquent la place des anciennes lésions ; prurit désagréable. » De plus le bichromate de potasse fait naître sur les mains et les doigts des pustules qui laissent après elles des cicatrices indélébiles ; sur les membres inférieurs il fait pousser des nodosités qui laissent au centre des croûtes foncées, déprimées, reposant sur une base enflammée ; il ulcère les pieds. Ses localisations sont donc bien celles du lupus érythémateux et il exerce une action élective sur les glandes sébacées et sur les muqueuses, dont il rend les sécrétions soit purulentes, soit visqueuses et filantes au point qu'on peut les tirer en filaments de 10 à 20 centimètres. L'ophtalmie et l'otite scrofuleuses, la diarrhée aqueuse suivie de ténesme rentrent aussi dans sa sphère d'action.

Hydrastis convient aux scrofuleux et à ceux qui sont dans un état cachectique. Il donne une teinte jaune à la face, répond aux ulcères granuleux et indolents, avec pus peu abondant et malsain; sur le nez et la paupière, aux ulcères à base jaune rougeâtre, sombres, secs, non granuleux et sécrétant peu. Les membres inférieurs subissent aussi son action et peuvent se couvrir d'ulcères superficiels, de forme circulaire, secs, fétides, avec croûte jaune, douleur brûlante et lancinante, aréole enflammée et couverte de boutons qui dégénèrent facilement en ulcères. Enfin voici deux symptômes qui prouvent son influence sur le cuir chevelu et nous permettent de le recommander contre certaines formes de lupus érythémateux fixe : « *Cuir chevelu couvert d'une croûte épaisse de matière sébacée ; cheveux secs et ternes*. Lacération longue de plusieurs pouces sur le cuir chevelu, au-dessus de la tempe gauche; elle a la forme d'un croissant, suppure et devient un mal de mauvaise nature. » Héring recommande l'hydrastis contre le lupus et la période ulcérative de la lèpre, mais nous ferons remarquer qu'il faut réserver ce médicament pour les personnes faibles ou délicates et lui en préférer d'autres lorsqu'on a affaire à des sujets d'apparence robuste et n'ayant d'autre signe de maladie que leur lésion cutanée.

Aurum muriaticum répond mieux, croyons-nous, aux lésions syphilitiques et à l'intoxication mercurielle. Cependant Lilienthal le recommande lorsque la maladie a commencé par la muqueuse du nez pour s'étendre, de là, aux cartilages et à la peau. Il exerce en effet une action élective sur le nez, dont il carie les os, mais nous ne voyons rien dans sa pathogénésie qui réponde exactement au lupus. Aussi nous ne le conseillons que dans les cas douteux et chez les malades entachés de vérole. Nous le passerions sous silence si Bahr ne l'avait recommandé et si nos confrères allopathes ne s'en étaient servis en partant, bien entendu, d'un point de départ tout différent du nôtre. Un journal russe de 1890 donne les renseignements suivants sur un traitement institué par M. le Dr Roussine : Celui-ci, se basant sur l'action microbicide du chloro-cyanure d'or sur le bacille de la tuberculose, l'a appliquée au lupus. Il injecte sous la peau une solution de 1 0/0 de trichlorure d'or et de cyanure de potassium dans une solution de peptone à 2 0/0. Il a eu de bons résultats en injectant de 0 gr. 00005 à 0 gr. 00040 de solution d'or et de potassium. Voilà des doses homœopathiques ou je ne m'y connais pas ! La malade sur laquelle il a fait cet essai est une femme de 40 ans, affectée depuis treize ans d'un lupus qui occupe la face, le front et le nez ; on trouva des bacilles dans les sécrétions des ulcérations. La première injection a été de 0 gr. 00005 ; la deuxième, faite le lendemain, de 0 gr. 00020. La malade a subi en tout 6 injections, dont le total représente 0 gr. 00165 de chlorure d'or et de cyanure de potassium. Quelques-unes des ulcérations ont complètement guéri, les autres se sont détergées et bourgeonnent.

5° *Lupus érythémateux.* — Les détails dans lesquels nous sommes entré antérieurement nous permettront d'être bref sur le traitement des diverses formes de cette dermatose. Voici les médicaments les plus appropriés :

Variété érythémateuse pure : belladona.

V. érythémateuse couperosique : lycopodium.

V. pityriasiforme ou psoriasiforme : arsenicum, cicuta.

Ce dernier a été recommandé par Raue, mais, à en juger par sa pathogénésie, il convient plutôt à l'impétigo.

Erythème centrifuge de forme commune et vespertilio : sepia, thuja.

Lupus érythémateux fixe : KALI BICHROMICUM, *graphites, baryta carb.*

Le dernier n'est utile que lorsque les lésions occupent l'oreille ou le cuir chevelu.

6° Pour être complet nous croyons devoir citer les médicaments suivants, qui ont donné quelques succès.

Iodium. — Avec la première trituration (à la dose de 0 gr. 15 par potion) Cramoisy a guéri en trois mois un lupus de la face traité allopathiquement depuis dix-neuf ans (1). Evidemment le malade était scrofuleux. On ne trouve dans la matière médicale d'autre indication que celle-ci : ulcère suppurant sur la joue gauche.

Creosotum. — Les lotions d'eau créosotée ont guéri un lupus de l'aile droite du nez, de la lèvre supérieure et du palais, ayant débuté par une pustule (2).

Corrosivus a été employé comme topique ou en injections interstitielles par Doutrelepont, Payne, White. On sait qu'il produit des condylomes, des

(1) *Journal de la Société gallicane de médecine homœopathique*, année 1857, p. 34.

(2) De Graefe, in *Journal de Graefe et de Waether*, p. 151-156, année 1833.

ulcères perforants ou phagédéniques et l'ozène. Nous ne le prescririons qu'à des sujets manifestement syphilitiques.

Apis a été employé dans un cas dont la relation se trouve dans le deuxième volume des *Annales de la Société homœopathique britannique.*

Nux juglans est recommandé par Tuthill Massy (1), mais sa pathogénésie n'est pas assez explicite et nous n'y avons rien trouvé qui se rapportât au lupus.

Nous en dirons autant de *staphysagria*, conseillé par Raue.

Bignonia catalpa est usité en Amérique contre les ulcères phagédéniques. Il en est question dans la *Bibliothèque homœopathique de Genève* (année 1833), mais la matière médicale est muette à son égard. C'est un médicament à essayer sur l'homme sain d'abord et nous verrons ensuite ce qu'on peut en faire pour le bien des malades.

Ozénine, recommandée par Héring.

Il ne faut pas, cela va sans dire, donner le même médicament pendant toute la durée du traitement, car il n'existe pas une seule maladie dont les manifestations restent identiques depuis la première heure jusqu'à la dernière, pas une seule, par conséquent, qui soit constamment justiciable du même agent thérapeutique. Nous venons d'indiquer ceux qui répondent aux périodes de début, d'augment et d'état du lupus; d'autres seront indiqués pendant celle de déclin ou de réparation. Lorsque les ulcérations se seront converties en plaies ordi-

(1) *Practical notes on the new american remedies*, p. 115.

naires en voie de cicatrisation, il faudra ou suspendre toute médication ou prescrire les substances qui répondront aux indications du moment : *hepar sulfuris* suivi de *silicea* s'il survient une suppuration abondante, *belladona* suivie de *mercurius solubilis* dans le cas de réaction inflammatoire, caractérisée par une zone rouge, enflée et douloureuse autour des lésions; *nitri acidum* s'il se forme des bourgeons exubérants. Une complication ou une maladie intercurrente se déclare-t-elle, il faudra laisser de côté les lésions locales et se préoccuper exclusivement des troubles accidentels. La complication la plus fréquente étant la tuberculose, c'est surtout contre elle qu'on aura à lutter. Nous avons déjà indiqué plusieurs remèdes d'autant plus utiles en pareil cas qu'ils couvriront à eux seuls tous les accidents : ce sont *arsenic*, *phosphor.*, *calcarea*, *creosotum*, *iodium*, auxquels on ajoutera, suivant les circonstances, *sulfur*, *kali carbonicum*, *hepar* et *china*.

Il pourra être utile, dans certains cas, de donner deux médicaments alternés. On a beaucoup écrit pour et contre ce procédé, mais jamais on n'a posé la question sur son véritable terrain. Comme nous l'avons dit au Congrès homœopathique de 1889, le problème se réduit tout simplement à ceci : un malade étant donné, dire s'il faut lui prescrire des médicaments successifs ou des médicaments alternés, lesquels il faut alterner et dans quel ordre. Jusqu'à présent les partisans les plus enthousiastes de l'alternance n'ont pas résolu le problème ainsi posé. Néanmoins il existe des faits bien observés dans lesquels des médicaments alternés ont procuré une guérison qu'on avait vainement attendue des mêmes donnés successivement. Notre opinion personnelle est la suivante :

En ce qui concerne les maladies chroniques, les cas dans lesquels l'alternance est utile sont ceux où l'on rencontre sur le même sujet deux maladies constitutionnelles différentes ou deux diathèses. Comme nous l'avons dit plus haut, le fait n'est pas rare chez les individus atteints de lupus, la syphilis s'alliant si facilement avec la scrofule et la tuberculose. Par conséquent, lorsqu'on aura affaire à un strumeux ayant eu un chancre ou à un syphilitique porteur d'un lupus, il faudra alterner deux médicaments : dans la forme végétante *thuja* ou *arsenic. iodat.* avec *nitri acid.;* dans la forme squameuse *arsenic.* ou *kali bichromic.* avec *mezereum ;* dans la forme rongeante *cistus* avec *aurum muriat.;* dans la forme érythémateuse fixe, *kali bichrom.* ou *hydrastis* avec *nitri acid.* ou *corrosivus.*

Il faudra aussi tenir compte de l'hérédité et donner de préférence *arsenic. iodat.*, *iod.*, *cistus*, *kali bichrom.* aux descendants de scrofuleux, *arsenic*, *phosphor.*, *calcar.*, *creosot.*, *caustic.* aux descendants de diabétiques ou de tuberculeux ; *mezer.*, *aur.* aux descendants de syphilitiques, *hydrast.* aux descendants de cancéreux ; *causticum, graphites* et *lycopodium* aux descendants d'arthritiques ou d'herpétiques.

Nous n'avons rien dit des dilutions ni des doses, parce que, dans l'état actuel de nos connaissances, il est impossible de donner des préceptes suffisamment précis. Elles doivent varier suivant les médicaments et suivant l'âge et l'idiosyncrasie des sujets. Règle générale, il faut préférer les dilutions élevées, surtout dans les formes lentes; cependant, lorsqu'on soupçonnera la syphilis chez le malade, il faudra donner les triturations, de basses dilutions et même les médicaments en substance, les vérolés étant souvent réfractaires aux actions médicamenteuses. Pour les corps inertes à l'état naturel, comme *calcar.*, *lycopod.*, ainsi que pour *phosphor.*, *sep.*, *thuj.*, il faut s'en tenir à la 30e; pour *arsenic.*, *baryt.*, *cist.*, *creosot.*, *caustic.*, *graphit.*, *mezer.*, on variera de la 6e à la 30e; pour *aur.*, *corros.* et *kali bichrom.* de la 1re trit. à la 6e dil.; toutefois *aur.* agit mieux, dans certains cas, aux dilutions très élevées.

§ 2. — *Traitement thermal.*

Nous n'avons pas grand'chose à dire des eaux minérales, dont les effets bienfaisants sont plutôt connus empiriquement que justifiés par leurs éléments minéralisateurs. Ainsi l'eau de S. Christau, surtout connue par le sulfate de cuivre qu'elle renferme, s'est montrée efficace contre les scrofulides, des affections ulcéreuses atoniques et même à marche phagédénique (1) et contre le lupus en particulier. Il n'en est pas moins vrai que le meilleur moyen de faire de ces remèdes un judicieux usage consiste à tenir compte des sels qui entrent dans leur composition et, comme la plupart de ces sels sont des médicaments employés journelle-

(1) Durand-Fardel, *Les eaux minérales et les maladies chroniques*, p. 114.

ment en homœopathie, nous pouvons en tirer d'utiles conclusions. Nous enverrons les strumeux aux eaux iodurées (lesquelles, entre parenthèses, sont en même temps bromurées et chlorurées-sodiques) de Challes, Salins, Kissingen ou Kreuznach. S'ils sont dyspeptiques, nous les enverrons à Pougues, qui contient également de l'iode; si leur dermatose est consécutive à un traumatisme, nous les enverrons à Bourbonne-les-Bains. Pour les syphilitiques nous choisirons Aulus, dont l'efficacité est légendaire. Dans la période maculeuse et dans les cas où le bicarbonate de chaux est indiqué homœopathiquement, nous songerons aux sources bicarbonatées-sodiques d'Ems, aux bicarbonatées-calciques de Pougues et de Royat, aux bicarbonatées mixtes de Forges-sous-Briis. Enfin, si l'arsenic est indiqué par l'ensemble des symptômes, on a le choix entre la Bourboule et la Dominique de Vals. Brocq recommande aussi les sulfureuses fortes de Cauterets, Barèges et Luchon, les sulfureuses et chlorurées-sodiques d'Uriage et S. Gervais, les chlorurées-sodiques de Salies-de-Béarn, etc., mais nous ne partageons pas son avis. Nous nous méfions des eaux sulfureuses, qui peuvent causer des perturbations préjudiciables et nous n'avons pas grande confiance dans les chlorurées-sodiques parce que nous ne trouvons pas dans la pathogénésie du sel marin un ensemble de symptômes qui corresponde assez exactement au lupus. Si les eaux de Salins peuvent rendre des services, ce n'est pas en tant que chlorurées-sodiques, c'est en tant que bromo-iodurées.

§ 3. — *Traitement de l'abbé Kneipp.*

Il consiste en deux badigeonnages par jour avec un mélange d'argile, d'eau de pluie et d'un dixième de vinaigre ; ces badigeonnages sont précédés de lotions avec la décoction de prêle. Bien entendu, nous n'admettons que sous bénéfice d'inventaire les merveilleux résultats annoncés par la presse extra-scientifique ; mais, ces réserves faites, les résultats sont vraisemblables, car le traitement est réellement homœopathique. Laissons de côté la décoction de prêle, qui nous est complètement inconnue et qui ne paraît jouer qu'un rôle secondaire ; la seule espèce essayée sur l'homme sain, l'*equisetum hyemale*, n'agit que sur les voies urinaires. N'insistons pas non plus sur l'acide acétique dont le rôle n'est pas bien net.

Agit-il chimiquement pour former un acétate d'alumine ? Agit-il mécaniquement en irritant les ulcères et facilitant ainsi l'absorption du sel terreux ? C'est ce que ne nous saurions dire ; toutefois nous ferons remarquer que, s'il agit, c'est dans le sens homœopathique, car il produit la desquamation de la peau, des condylomes larges et plats, secs ou humides, des nævi, des verrues et des durillons. Quant à l'argile, qui n'est autre chose que notre *alumina*, elle produit un grand nombre de lésions cutanées tout à fait comparables à celles du lupus. Elle produit une sensation de formication, des rhagades, des excroissances bulbeuses, la lèpre (?), des ulcérations sécrétant un pus jaune brunâtre et fétide. Elle rougit et ulcère le nez ;

enflamme la cloison, qui devient rouge, enflée et douloureuse; crevasse le bout de l'organe. Enfin elle donne aux joues une teinte cuivrée, fait enfler la face, qui se couvre de tubérosités, d'excroissances bulbeuses, de nodosités. Tout cela prouve l'importance de l'alumine, négligée à tort jusqu'à présent; aussi conseillons-nous de l'employer non seulement comme topique, mais aussi comme médicament interne, particulièrement chez les femmes sujettes à la constipation et aux flueurs blanches. C'est un des médicaments indiqués par Lilienthal, qui le recommande lorsque les lésions cutanées sont accompagnées d'hémorrhagies par la bouche et les gencives et lorsqu'on a fait abus du mercure.

§ 4. — *Traitement de Koch.*

C'est un traitement homœopathique sinon isopathique. La tuberculine de Koch reste dans la catégorie des produits morbides, de ce que les homœopathes américains appellent les *nosodes*. Quoiqu'elle ait été essayée sur l'homme sain, il est évident qu'on n'a pas poussé l'expérimentation au point de produire les lésions du lupus; mais on a obtenu des altérations de la peau qui prouvent qu'elle agit puissamment sur l'appareil cutané. Si les résultats obtenus à l'hôpital Saint-Louis n'établissent pas qu'elle exerce une action curative, il n'en est pas moins vrai qu'elle a donné des résultats que l'allopathie n'avait encore obtenus avec aucun de ses moyens. M. le Dr Hallopeau a présenté à la Société de dermatologie (séance du 9 novembre 1891) deux malades dont l'état local était profondément modifié depuis dix mois, mais ils avaient acheté trop cher cette amélioration : chez l'un la tuberculine avait provoqué une endocardite, chez l'autre une série d'abcès, puis une arthrite tuberculeuse. C'est donc un moyen dangereux, qui ne pourra faire de bien qu'à la condition d'être mis entre des mains accoutumées au maniement des doses infinitésimales, et nous n'en parlons ici que pour établir que, s'il agit, c'est en vertu de la loi des semblables.

Le mode d'emploi mérite aussi de nous arrêter un instant. Depuis une vingtaine d'années l'usage des injections hypodermiques tend à se généraliser et l'on ne compte plus les agents thérapeutiques introduits par cette voie dans l'organisme. Leur action est rendue ainsi plus intense et plus prompte, ce qui n'a rien d'étonnant, mais aussi elle gagne singulièrement en profondeur et en durée; pour le bien comme pour le mal leur puissance est décuplée. Les vertus prophylactiques d'une inoculation ou injection de vaccin et des virus de Pasteur peuvent nous protéger pendant toute la vie; les injections de morphine donnent presque d'emblée les accidents de l'intoxication chronique et le cocaïnisme ne tardera pas à enrichir le cadre nosologique. La lymphe de Koch est un exemple non moins frappant, car elle peut compromettre l'existence à la dose d'une injection tous les cinq jours et l'on sait que le principe actif s'y trouve dans une proportion qui répond au moins à notre deuxième dilution centésimale. Pourquoi n'emploierions-nous pas de même nos médicaments?

On obtiendrait ainsi une incalculable économie de temps et de médication et les essais cités plus haut du Dr Roussine prouvent que la chose est des plus faciles à réaliser. Pour nous homœopathes, qui attachons beaucoup plus d'importance à la qualité qu'à la quantité, nous ne voyons aucune utilité, au contraire, à injecter une seringue ni même une demi-seringue de Pravaz. L'introduction de 10 à 15 gouttes chaque fois serait amplement suffisante, nous croyons même qu'on pourrait se contenter de simples inoculations avec la lancette. Chacun serait libre de choisir la région qu'il jugerait la plus convenable ; quant à nous, nous proposons la peau saine dans le voisinage des parties atteintes, à 2 ou 3 centimètres de la limite des lésions.

§ 5. — *Électrothérapie*.

L'électrothérapie, sous toutes ses formes, est l'adjuvant le plus précieux dans le traitement du lupus. L'électrolyse a déjà été appliquée non sans succès, mais elle ne remplit à nos yeux qu'une indication secondaire et ne constitue qu'une forme de traitement chirurgical. C'est à l'électricité magnétique et à l'électricité statique qu'il faut s'adresser parce que ce sont des modificateurs vitaux par excellence. En un mot, suivant la façon dont on l'utilise, le fluide électrique 1° constitue lui-même un médicament, 2° transporte dans l'organisme les médicaments prescrits, 3° renforce leur action, 4° agit localement sur les tissus malades en les irritant et les cautérisant. Nous allons étudier successivement les divers modes d'emploi.

a. L'électricité magnétique a été soigneusement étudiée par Hahnemann et son affinité pour la peau n'est pas douteuse.

Il suffit de lire les symptômes cutanés que provoque l'application des deux pôles ou du pôle N. d'un barreau aimanté pour se convaincre que celui-ci peut être utilisé comme palliatif en excitant les ulcères atoniques du lupus. C'est surtout contre les formes érythémateuses qu'il a des chances de réussir. Si l'on ne veut pas se départir de la prudence recommandée par Hahnemann, il faut se contenter d'un aimant capable d'attirer 30 gr. de fer, qu'on n'appliquera pas plus d'une minute et demie et l'on ne renouvellera les applications qu'une fois tous les dix jours. Il sera toujours temps de recourir à de plus grandes intensités suivant les résultats qu'on observera. M. le Dr Conan a employé avec succès l'eau aimantée, mais dans des maladies qui n'ont rien de commun avec le lupus.

b. L'électricité statique est le modificateur vital par excellence et nous regrettons qu'on ait si rarement songé à en tirer parti dans les maladies graves de la peau. Beaucoup de personnes s'imaginent à tort que la sphère d'action du fluide électrique est limitée au système nerveux et à l'appareil musculaire. Les fonctions de nutrition sont aussi puissamment modifiées par ce fluide que celles de relation ; ainsi il résorbe les tumeurs fibreuses, réduit les glandes, décongestionne les articulations, guérit les dyspepsies. Enfin il agit favorablement sur la peau, et Lhermier des

Plantes (1) cite un cas d'éléphantiasis ulcéré du membre inférieur qu'il a guéri par l'électricité statique associée à l'usage de l'eau de Vals. Non seulement il soumettait le malade à l'électricité développée par la machine, mais il tirait des étincelles tout autour des ulcères avec des excitateurs en or et en fer. Malheureusement c'est le seul exemple de ce genre que nous connaissions, et nos amis MM. les Drs Léon Danion et de Perry nous ont déclaré qu'ils ne connaissent rien de faits concernant le traitement du lupus par l'électricité statique. C'est donc une étude à entreprendre et il n'est pas douteux que le bain électrique et les étincelles soient de puissants agents de guérison.

c. L'*électricité galvanique* est celle qui a été le plus étudiée.

Elle peut simplement renforcer l'action des médicaments internes ; pour cela on fait passer un courant électrique ou même deux courants en sens opposés à travers la solution médicamenteuse. Bellotti et M. le Dr Conan ont usé de ce procédé, mais pas dans le lupus.

Elle peut, par cataphorèse, transporter le médicament dans l'organisme. Ce phénomène, déjà signalé par Fabre-Palaprat, Lhermier des Plantes et plusieurs autres, a été expérimenté de nouveau par M. le Dr Danion, qui est parvenu à introduire ainsi de la strychnine dans le corps d'un lapin. Voici comment il procédait : il appliquait sur le

(1) *De l'électricité statique médicale et de son application spéciale aux eaux minérales de Vals et Neyrac (Ardèche), selon la méthode du professeur Beckensteiner.* 1878.

flanc rasé de l'animal une rondelle de flanelle imbibée d'une solution de strychnine au 25° ; il recouvrait le tout d'un disque en terre glaise muni de deux plaques métalliques armées de réophores et il établissait un courant de 10 à 40 milliampères.

A travers la peau saine il n'a pu faire passer que les alcaloïdes végétaux, mais à travers les muqueuses il a pu faire passer également les minéraux. Nul doute que nos médicaments puissent être introduits par cette voie ; il reste maintenant à savoir si leur efficacité s'en trouvera augmentée.

Enfin l'électricité galvanique agit localement, tout le monde le sait, et c'est cette action locale, toujours caustique et perturbatrice, à laquelle on a recours le plus volontiers. On ne s'est pas fait faute de traiter le lupus par l'électro-puncture ; on a même inventé pour cela les appareils les plus ingénieux. Ce n'est en réalité qu'un perfectionnement ou plutôt un raffinement de la cautérisation ignée, dont nous ne sommes pas partisan, car elle ne donne pas toujours de belles cicatrices et ne met pas à l'abri des récidives. L'électrolyse est, dans cet ordre d'idées, le moyen préférable ; Jackson (de New-York) en a obtenu des résultats satisfaisants.

§ 6. — *Traitements auxiliaires.*

Le traitement chirurgical et les topiques ont une indication spéciale (et ils n'en ont pas d'autre), celle d'empêcher la formation de kéloïdes et de cicatrices vicieuses ou de réparer dans la mesure du possible les mutilations déjà produites.

Indépendamment de l'électrolyse, dont nous

venons de parler, le seul moyen chirurgical qui mérite d'être conservé, c'est la scarification quadrillée. La douleur qu'elle cause est très supportable et le résultat qu'on en obtient est des plus satisfaisants. La manière d'opérer est soigneusement décrite par M. le Dr Brocq (1) ainsi que les résultats : « Les téguments, dit-il, sont lisses, sou- « ples, sans dépressions ni saillies kéloïdiennes ; « il est souvent impossible de reconnaître, même « à un examen très attentif, quelles étaient les « limites de la néoplasie, tant la peau a repris « son aspect normal. Parfois cependant elle a une « teinte d'un blanc mat un peu différente de sa « coloration habituelle. Nulle autre méthode ne « facilite mieux que la scarification la restauration « de régions qui paraissaient détruites par le mal « telles que les lèvres, les paupières et surtout les « ailes du nez. Dans ce dernier cas, tant que le « squelette cartilagineux ne s'est pas effondré, on « peut par la scarification arriver à une *restitutio* « *ad integrum* alors qu'au premier abord il sem- « blait que les parties molles du nez fussent per- « dues. »

Les topiques ont été employés de tout temps et par les médecins de toutes les écoles. Nous avons vu plus haut que des homœopathes avaient appliqué l'arsenic et le thuja à l'extérieur en même temps qu'ils les prescrivaient à l'intérieur. Cette pratique peut être très utile si le médicament prescrit a une action locale assez intense. Ainsi la poudre arsenicale de M. le Dr Jousset, composée d'une

(1) *Loc. cit.*, p. 481 et suivantes.

partie d'acide arsénieux pour 8 d'amidon et le mélange d'amidon et d'arsenic au 1000ᵉ ont l'avantage d'ajouter à l'action dynamique du remède pris à l'intérieur l'action caustique ou irritante qu'il exerce directement sur les tissus malades. De même on peut appliquer de la glycérine iodée en même temps qu'on prescrit *iodium*, la teinture diluée de thuja en même temps que les potions de *thuja*, une solution étendue de bichromate de potasse en même temps que *kali bichrom.* Seulement il faut manier l'arsenic et l'iode avec beaucoup de précautions. Les applications de ce genre doivent être faites avec le médicament en nature ou tout au moins à dose pondérable, et nous avouerons ne pas comprendre les avantages que peuvent avoir des lotions avec la 3ᵉ dilution ou des dilutions plus élevées. En effet on ne peut pas supposer qu'une pareille dose modifie par son contact les éléments anatomiques ; par conséquent si le topique agit, c'est dynamiquement parce que le principe actif a été absorbé ; dès lors il fait double emploi avec la médication interne. Dans ces conditions on en obtiendrait tout autant avec des lotions d'eau alcoolisée. Pour la même raison nous rejetons tous les emplâtres médicamenteux, tous les parasiticides et tous les caustiques chimiques, car parasiticides et caustiques ne peuvent détruire les tissus malades sans désorganiser en même temps les tissus sains sur lesquels ceux-ci reposent. De plus quel avantage a-t-on à former des eschares, qui laisseront après elles des plaies plus ou moins étendues, lorsque la maladie est caractérisée précisément par le défaut qu'a la peau de ne pas se réparer?

Un seul caustique mérite qu'on y ait recours quelquefois, car son emploi a donné de bons résultats; c'est l'acide lactique dont les effets sur le lupus ulcéré et sur celui des muqueuses valent ceux de la scarification. Mais ici encore cette efficacité est le résultat d'une action dynamique autant que d'une action locale. En effet l'acide lactique ne réussit, de l'aveu du Dr Brocq, que lorsqu'il existe des solutions de continuité à la peau; s'il n'y en a pas, il faut en faire par scarification. Or cette condition facilite l'absorption et, si l'on consulte l'*Encyclopédie* d'Allen et les *Guiding symptoms* d'Hering, on lit que l'usage interne de l'acide lactique, même à très faible dose, produit chez l'homme sain des rougeurs érysipélateuses sur divers points du corps (particulièrement la face, le nez et les membres), des papules, des vésicules aux doigts. On peut donc affirmer que l'action chimique est doublée d'une action pharmacologique.

Pour la même raison nous recommandons les badigeonnages d'argile, dont il a été question plus haut. D'abord ils isolent les parties atteintes et les protègent contre les poussières et les contacts irritants; ils modifient les tissus malades sans rien détruire ni former d'eschares; enfin, si des parcelles d'alumine sont absorbées, elles agissent homœopathiquement.

Nous ne parlons que pour mémoire des injections interstitielles de sublimé, d'or ou autres substances, car ce procédé ne peut passer pour un traitement externe qu'aux yeux de ceux qui se laissent prendre aux apparences. Le médicament, étant lancé dans le torrent circulatoire, a une action générale bien plus qu'une action locale; aussi cette manière d'opérer, qui n'est digne à aucun titre du nom de méthode, est tout bonnement une variante de la médication interne. Nous ne parlerons pas davantage des injections de sérum de sang de chien, essayées, il y a quelques années, dans le service de M. le Dr Fournier; elles rentrent dans ce que nous appellerons, si l'on veut bien, les traitements de fantaisie.

En résumé le traitement du lupus se réduit à deux indications : 1° enrayer le processus morbide. Or le seul et unique moyen d'obtenir cet arrêt consiste à faire prendre au malade des médicaments choisis conformément à la loi homœopatique. Nous avons cité des exemples de guérison obtenue par l'usage exclusif de ceux-ci, aussi nous ne partageons pas le scepticisme de Lilienthal, qui déclare que le traitement du lupus doit être chirurgical, que la période ulcérative défie toute médication interne, et nous protestons contre le jugement d'Hebra qui considère comme des erreurs de diagnostic tous les cas de guérison qu'on a cités; 2° transformer, dans la mesure du possible, les cicatrices vicieuses en tissus d'apparence normale. Pour cela il faut agir mécaniquement, soit par les scarifications, soit par l'emploi de l'électricité, soit par l'usage externe du médicament prescrit à l'intérieur.

S'il est vrai que le traitement interne peut à lui seul procurer la guérison, il n'est pas moins certain que les moyens adjuvants dont nous venons de parler sont généralement indispensables, car le lupus exedens, à l'instar de l'épithélioma et de l'herpétide maligne exfoliatrice, est une affection de mauvaise nature, qui déjoue trop souvent les efforts les plus persévérants. Le but de ce travail était de prouver que nous ne sommes pas désarmés, de faire connaître les armes que nous possédons et d'enseigner les moyens de les utiliser. Il appartient au lecteur d'en contrôler la valeur par ses propres essais.

APPENDICE

Pendant que ce travail était sous presse, nous avons observé le fait suivant, qui confirme l'efficacité de l'alumine.

Depuis le 22 mars dernier, nous avons prescrit l'alumine *intus et extra* à une de nos clientes atteinte de lupus érythémateux, nettement séborrhagique, de la joue gauche. Il s'agit d'une dame de 35 ans, lymphatique, qui, depuis sa première jeunesse, n'a cessé de porter des boutons d'acne sur la figure. Le lupus s'est déclaré au commencement de 1891 et en plus d'un an nous n'avions obtenu qu'une très faible amélioration à l'aide de *kali bichrom.*, *iodium*, *thuja*, *graphites*. Depuis le 22 mars dernier, nous lui avons prescrit *alumina* 6e et 12e dilut., deux fois, puis une fois par jour pendant une semaine sur deux; en même temps nous lui faisions mettre, le soir, un emplâtre de terre glaise qu'elle gardait jusqu'au matin. Aujourd'hui, 15 juin, la joue est parfaitement lisse et saine; il ne reste que quelques taches rouges, constituées par des réseaux de capillaires dilatés. La maladie est donc complètement enrayée et si, contrairement à notre attente, nous n'obtenons pas la disparition complète des taches de vascularisation, l'alumine n'en aura pas moins rendu à notre cliente un service signalé.

TABLE DES MATIÈRES

Paris. — Typ. A. Davy, rue Madame, 52. — Téléphone.

www.ingramcontent.com/pod-product-compliance
Ingram Content Group UK Ltd.
Pitfield, Milton Keynes, MK11 3LW, UK
UKHW021654260726
13994UKWH00003B/1455